注意事項

U0038479

規則1

不適合進行伸展操的情況

懷孕期、產後3個月內、受傷或生病等身體狀況不佳,以及
女性生理期&生理期前後,請停止進行。

規則2

每日適宜進行的時間點

從早上起床起幾乎任何時間都可以進行,
最推薦的時間點為泡澡後、就寢前。
泡澡前進行則效果較為不佳。

規則3

適宜進行的場所

請在硬床或軟墊上進行伸展操。
若在柔軟的床或棉被上進行則效果不佳。

規則4

次數

如果次數過多可能會對身體造成負擔。
請依指定次數,緩慢、認真且確實地完成每個動作吧!

規則5

呼吸

不需屏息,以自然呼吸為主。
以鼻子吸氣、嘴巴吐氣的「腹式呼吸法」為1次循環呼吸。
若標明「保持10秒」則不需屏息,一邊自然呼吸,調息10秒鐘。

※需特別注意呼吸的情況
一邊吸氣一邊擺出姿勢 → 保持姿勢、5次呼吸 → 一邊吐氣一口氣放鬆。
動作完畢時,一邊自然呼吸,靜止休息10秒,不要立即移動。

容易導致骨盆歪斜的
不良習慣與不正確姿勢

坐著時翹起二郎腿

臉部對著電腦螢幕
向前傾

隨意癱坐在地上

長期使用單邊臼齒進
行咀嚼

盤腿坐在地上

彎腰駝背

歪曲地側坐

總是以同一邊提或背包包

曲起手臂當枕頭，
隨意躺臥

睡覺時趴睡或側睡

工作時，駝背前彎身
體，緊盯銀幕

穿著過緊＆
不合身的內衣褲

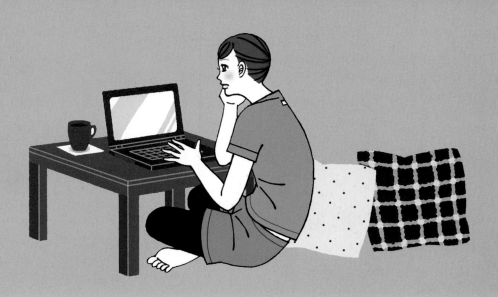

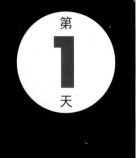

第1天

動出纖細腰
矯正骨盆歪斜

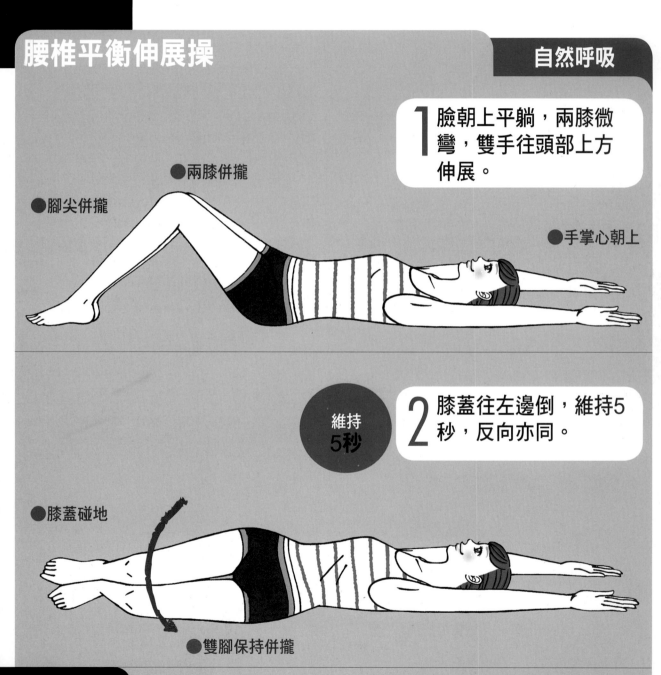

腰椎平衡伸展操

自然呼吸

1 臉朝上平躺，兩膝微彎，雙手往頭部上方伸展。

● 兩膝併攏

● 腳尖併攏

● 手掌心朝上

2 膝蓋往左邊倒，維持5秒，反向亦同。

維持 5秒

● 膝蓋碰地

● 雙腳保持併攏

左右交替 循環3次

改善不適症狀／**肩膀僵硬・身體浮腫・手腳冰冷**

提臀UP!UP!
使向後傾的骨盆回復正確位置

薦骨抬放體操

注意呼吸

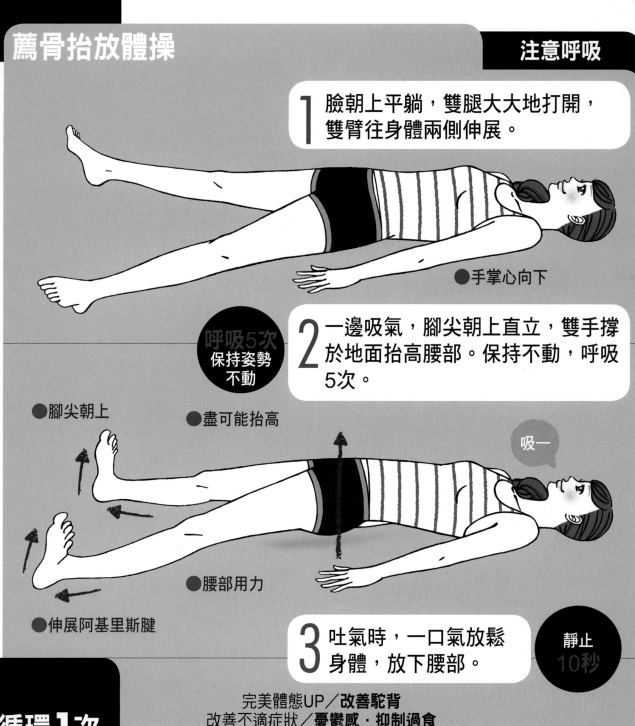

1 臉朝上平躺，雙腿大大地打開，雙臂往身體兩側伸展。

●手掌心向下

呼吸5次
保持姿勢
不動

2 一邊吸氣，腳尖朝上直立，雙手撐於地面抬高腰部。保持不動，呼吸5次。

●腳尖朝上　　●盡可能抬高

吸一

●腰部用力

●伸展阿基里斯腱

3 吐氣時，一口氣放鬆身體，放下腰部。

靜止
10秒

完美體態UP／改善駝背
改善不適症狀／憂鬱感・抑制過食

循環1次

掰掰腰間肉

改善骨盆活動

骨盆彈跳伸展操　　　　　　　　**自然呼吸**

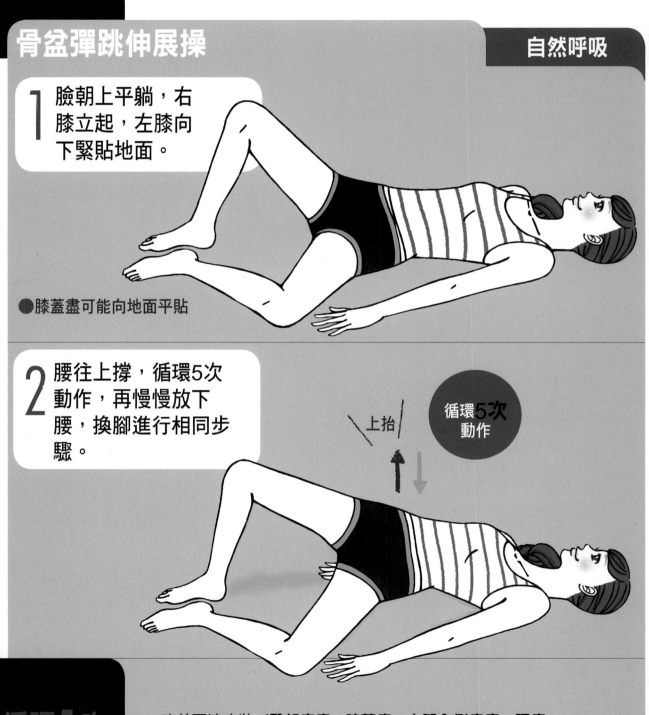

1 臉朝上平躺，右膝立起，左膝向下緊貼地面。

●膝蓋盡可能向地面平貼

2 腰往上撐，循環5次動作，再慢慢放下腰，換腳進行相同步驟。

上抬

循環5**次**動作

循環**1**次

改善不適症狀／**臀部疼痛·膝蓋痛·大腿內側疼痛·腰痛**

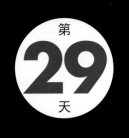

雕塑腿部
調整並安定骨盆

逆向空中腳踏車伸展操　　　　　　　　　　　　**自然呼吸**

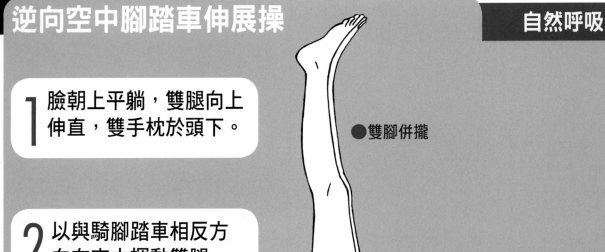

1 臉朝上平躺，雙腿向上伸直，雙手枕於頭下。

● 雙腳併攏

2 以與騎腳踏車相反方向在空中揮動雙腿，左右各一次算一回，總共進行15回。

● 往面前踩踏

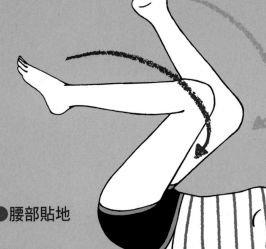

● 腰部貼地

完美體態UP／美化站姿
改善不適症狀／肩膀僵硬・膝蓋疼痛

循環1次

下腹部平坦操

將前傾的骨盆矯正至正確位置

手足伸展操

注意呼吸

1 臉朝上平躺，手臂向兩側平伸。

●手掌心向上

●雙腳打開與腰同寬

2 一邊吸氣，一邊伸展手腕及腳踝。伸展至極限後，保持不動，呼吸5次。

呼吸5次 保持姿勢不動

向外伸展

吸一

●腳尖朝上

●腳跟用力下壓

●拇指向外側伸展

3 吐氣時，將身體完全放鬆。

靜止 10秒

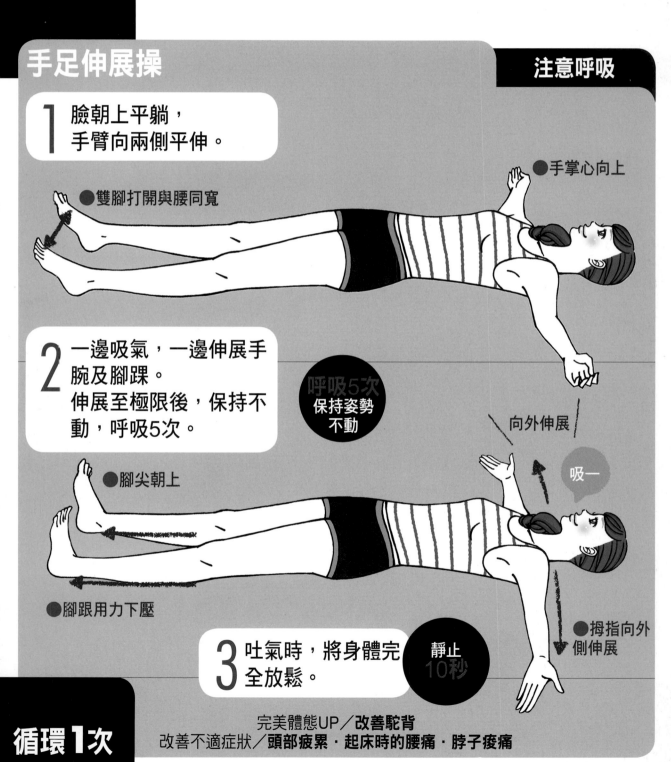

完美體態UP／改善駝背
改善不適症狀／頭部疲累・起床時的腰痛・脖子痠痛

循環**1**次

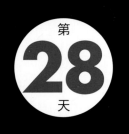

第28天

背部贅肉OUT！
柔軟僵化的骨盆

背脊伸展操

1 臉朝上躺平，雙腳向上伸直，雙臂平放於身體兩側伸直。

2 腰部上抬，雙腳越過頭部上方並著地。保持10秒不動，回復臉部朝上平躺的姿勢。

保持不動
10秒

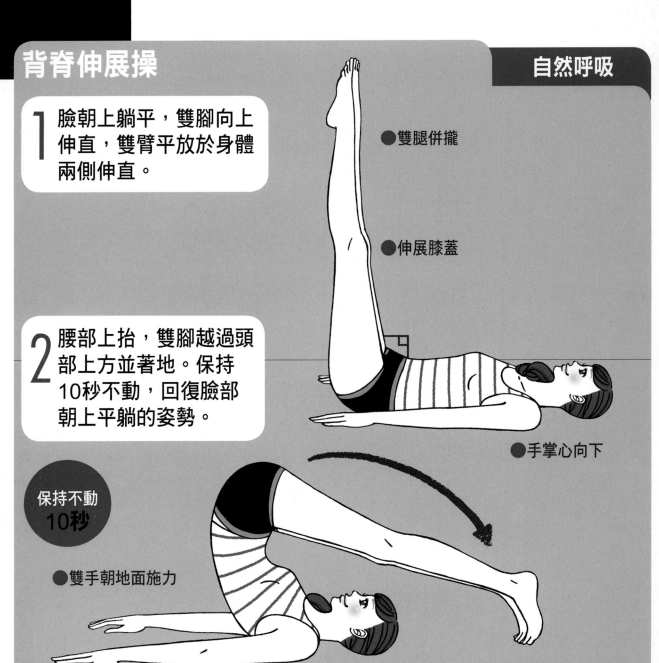

● 雙腿併攏

● 伸展膝蓋

● 手掌心向下

● 雙手朝地面施力

註：若腳尖無法著地，盡力即可。雙手撐住腰部亦可。

完美體態UP／美化站姿
改善不適症狀／提高身體柔軟度・疲勞

循環3次

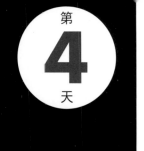

第4天

使浮腫的大腿變纖細

將後傾的骨盆回復至正確位置

背部伸展操　　　**自然呼吸**

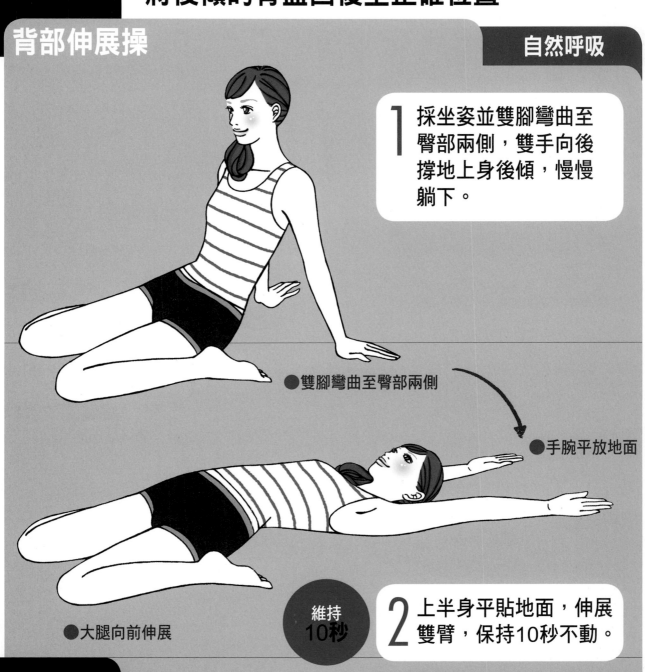

1 採坐姿並雙腳彎曲至臀部兩側，雙手向後撐地上身後傾，慢慢躺下。

● 雙腳彎曲至臀部兩側

● 手腕平放地面

● 大腿向前伸展

維持 10秒

2 上半身平貼地面，伸展雙臂，保持10秒不動。

完美體態UP／改善駝背
改善不適症狀／噁心反胃・抑制過食

循環1次

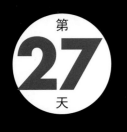

纖腰運動

改善骨盆左右高低不平

側腹伸展體操

注意呼吸

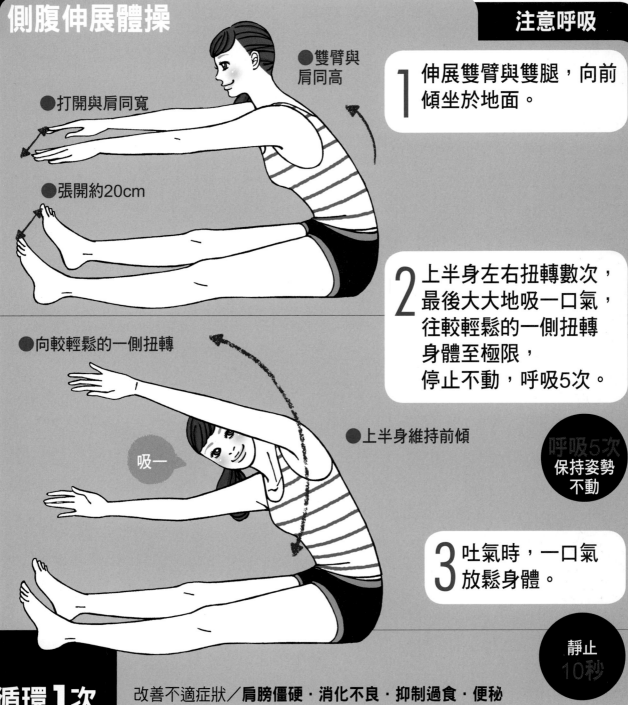

●雙臂與肩同高

●打開與肩同寬

●張開約20cm

1 伸展雙臂與雙腿,向前傾坐於地面。

2 上半身左右扭轉數次,最後大大地吸一口氣,往較輕鬆的一側扭轉身體至極限,停止不動,呼吸5次。

●向較輕鬆的一側扭轉

吸一

●上半身維持前傾

呼吸5次
保持姿勢
不動

3 吐氣時,一口氣放鬆身體。

靜止
10秒

循環1次

改善不適症狀／肩膀僵硬・消化不良・抑制過食・便秘

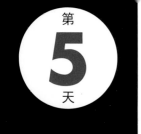

使浮腫的大腿變纖細

矯正骨盆歪斜

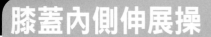

膝蓋內側伸展操　　　　　　　　**自然呼吸**

1 雙腿併攏，臉朝上平躺，
左腳向外打開45度。

●向外打開45度

2 上身捲起，
以雙手抱住左腿後側，
向胸部拉近，停留3秒鐘，
放開手，緩緩放開左腿。

●視線看向腳尖

●來回拉

手朝向胸前

腳朝向地板

維持3秒

●膝蓋不彎曲

3 回復臉朝上平躺的姿勢，
換腳重覆相同動作。

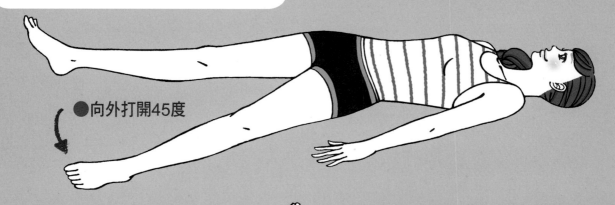

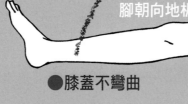

循環1次

完美體態UP／均衡臀部兩邊大小・均衡雙腳大腿粗細
改善不適症狀／**生理痛・促進代謝・成人痘・身體浮腫**

纖腰運動

矯正歪斜骨盆

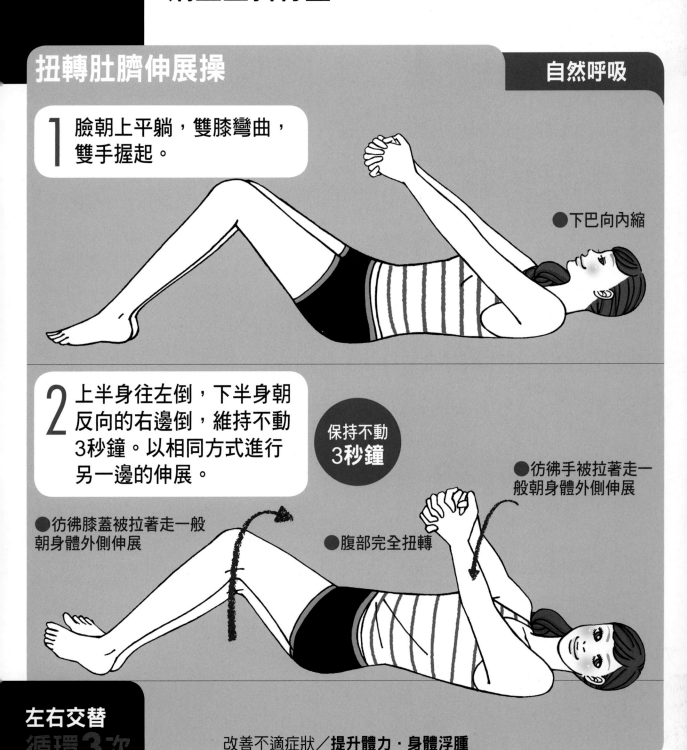

扭轉肚臍伸展操

自然呼吸

1 臉朝上平躺，雙膝彎曲，雙手握起。

● 下巴向內縮

2 上半身往左倒，下半身朝反向的右邊倒，維持不動3秒鐘。以相同方式進行另一邊的伸展。

保持不動
3秒鐘

● 彷彿手被拉著走一般朝身體外側伸展

● 彷彿膝蓋被拉著走一般朝身體外側伸展

● 腹部完全扭轉

左右交替
循環3次

改善不適症狀／**提升體力・身體浮腫**

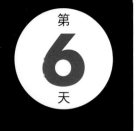

使浮腫的大腿變纖細

將骨盆調整至正確位置

拉膝體操

注意呼吸

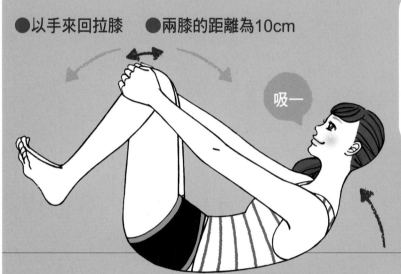

● 以手來回拉膝　● 兩膝的距離為10cm

吸一

1 上身捲起，手拉膝蓋，一邊吸氣，一邊以手來回拉住膝蓋，頭部維持姿勢不動，呼吸5次。

呼吸5次
保持姿勢不動

● 放下腳跟

放下

靜止
10秒

2 吐氣時放開雙手，一口氣放鬆身體。雙腿伸直，朝地面放下。

呼一

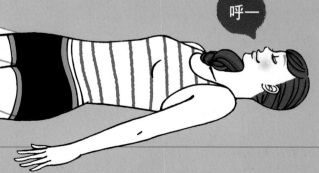

循環1次

改善不適症狀／**轉腰時的疼痛・身體浮腫**

提臀纖腰運動
使向後傾的骨盆回復正確位置

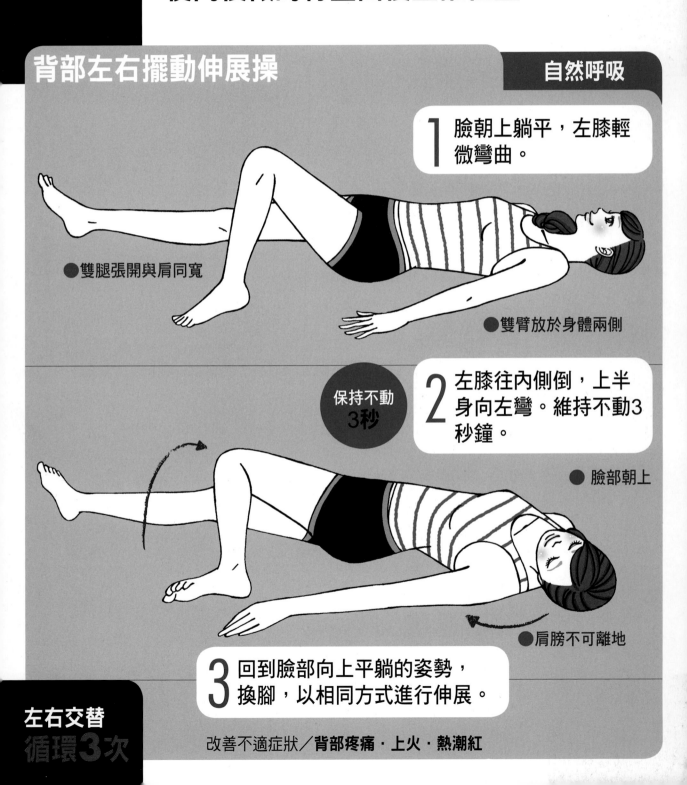

背部左右擺動伸展操

自然呼吸

1 臉朝上躺平，左膝輕微彎曲。

● 雙腿張開與肩同寬

● 雙臂放於身體兩側

保持不動 **3秒**

2 左膝往內側倒，上半身向左彎。維持不動3秒鐘。

● 臉部朝上

● 肩膀不可離地

3 回到臉部向上平躺的姿勢，換腳，以相同方式進行伸展。

左右交替 循環3次

改善不適症狀／**背部疼痛・上火・熱潮紅**

雕塑迷你翹臀

鍛鍊骨盆

往後向上抬腿伸展操　　　　自然呼吸

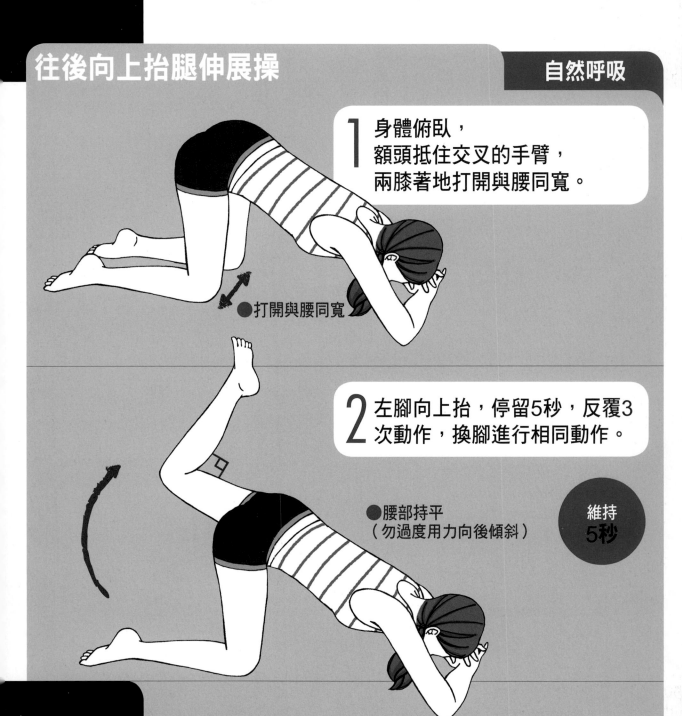

1 身體俯臥，額頭抵住交叉的手臂，兩膝著地打開與腰同寬。

●打開與腰同寬

2 左腳向上抬，停留5秒，反覆3次動作，換腳進行相同動作。

●腰部持平（勿過度用力向後傾斜）

維持**5秒**

循環**1**次

改善不適症狀／**臀部疼痛・股關節痛・生理痛・漏尿**

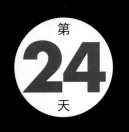

縮小臀圍運動
矯正背部骨骼歪斜並緊實骨盆

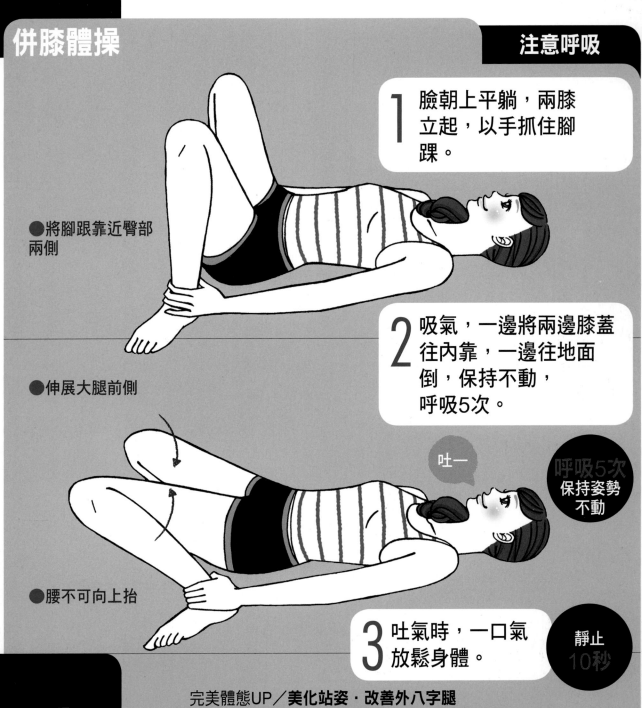

併膝體操

注意呼吸

1 臉朝上平躺，兩膝立起，以手抓住腳踝。

● 將腳跟靠近臀部兩側

2 吸氣，一邊將兩邊膝蓋往內靠，一邊往地面倒，保持不動，呼吸5次。

● 伸展大腿前側

吐一

呼吸5次
保持姿勢不動

● 腰不可向上抬

3 吐氣時，一口氣放鬆身體。

靜止
10秒

循環1次

完美體態UP／美化站姿・改善外八字腿
改善不適症狀／肩膀僵硬・頸部僵硬・頭痛・促進排尿

背部贅肉OUT！
緊實骨盆

胸橋伸展操

自然呼吸

1 臉朝上平躺。
手臂向上彎並握拳。

●打開與肩同寬

2 一邊吐氣，一邊將胸部向上挺，維持動作3秒鐘。
一邊吸氣，一邊將胸部向下平放至地面，維持3秒。
以上動作反覆作5次。

維持不動
3秒

吐一　吸一

●將胸部抬高至極限

●下巴往上抬

●腰部不往上浮

循環**1**次

完美體態UP／改善駝背
改善不適症狀／**更年期不適・身體浮腫**

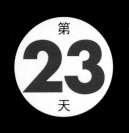

第23天

纖細腳踝
緊實並鍛鍊骨盆

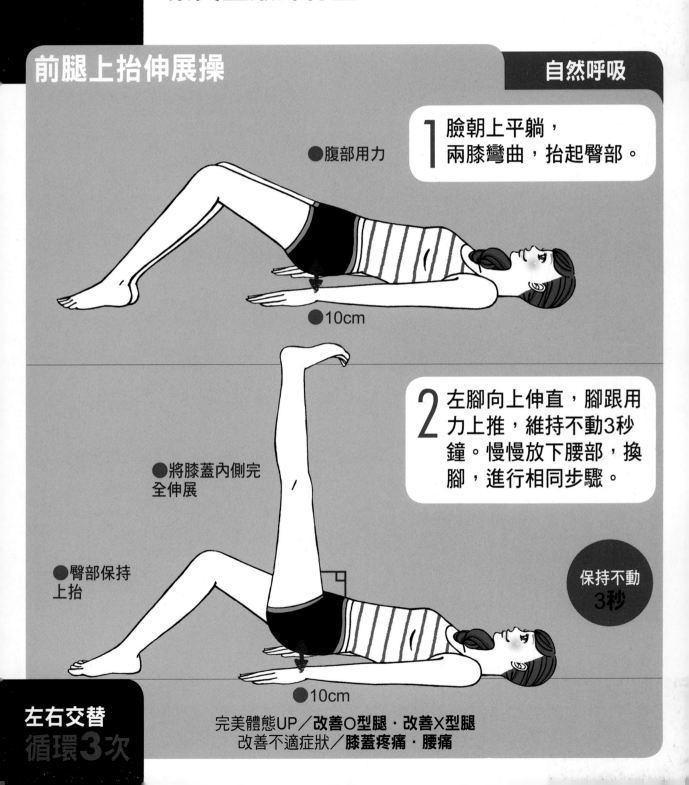

前腿上抬伸展操

自然呼吸

●腹部用力

●10cm

1 臉朝上平躺，兩膝彎曲，抬起臀部。

●將膝蓋內側完全伸展

●臀部保持上抬

2 左腳向上伸直，腳跟用力上推，維持不動3秒鐘。慢慢放下腰部，換腳，進行相同步驟。

保持不動 **3秒**

●10cm

左右交替 循環**3**次

完美體態UP／改善O型腿・改善X型腿
改善不適症狀／膝蓋疼痛・腰痛

纖腰運動

調整上下歪斜的骨盆

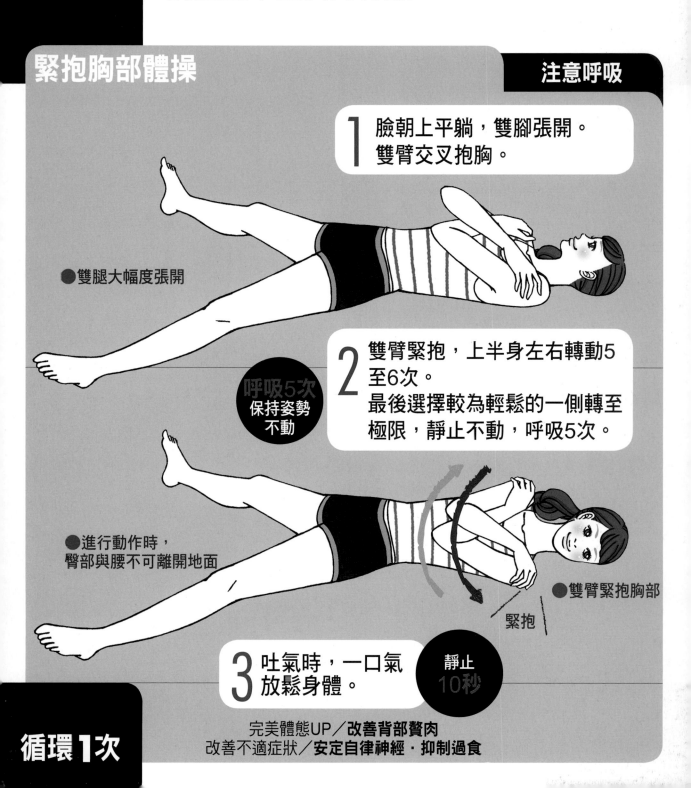

緊抱胸部體操

注意呼吸

1 臉朝上平躺，雙腳張開。雙臂交叉抱胸。

●雙腿大幅度張開

呼吸5次
保持姿勢
不動

2 雙臂緊抱，上半身左右轉動5至6次。
最後選擇較為輕鬆的一側轉至極限，靜止不動，呼吸5次。

●進行動作時，臀部與腰不可離開地面

●雙臂緊抱胸部

緊抱

3 吐氣時，一口氣放鬆身體。

靜止10秒

完美體態UP／改善背部贅肉
改善不適症狀／安定自律神經・抑制過食

循環1次

纖腰運動

鍛鍊骨盆&矯正脊椎側彎

抬大腿扭轉伸展操

自然呼吸

1 面朝上平躺，左膝立起，雙手臂向左右張開。

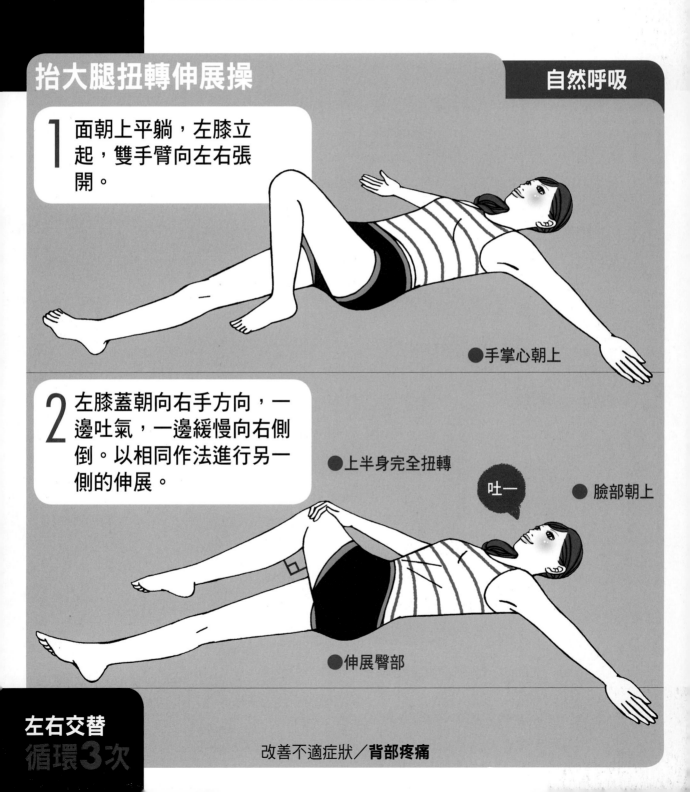

●手掌心朝上

2 左膝蓋朝向右手方向，一邊吐氣，一邊緩慢向右側倒。以相同作法進行另一側的伸展。

●上半身完全扭轉

吐一

●臉部朝上

●伸展臀部

左右交替
循環3次

改善不適症狀／**背部疼痛**

下腹部平坦操

矯正骨盆左右邊的高度差

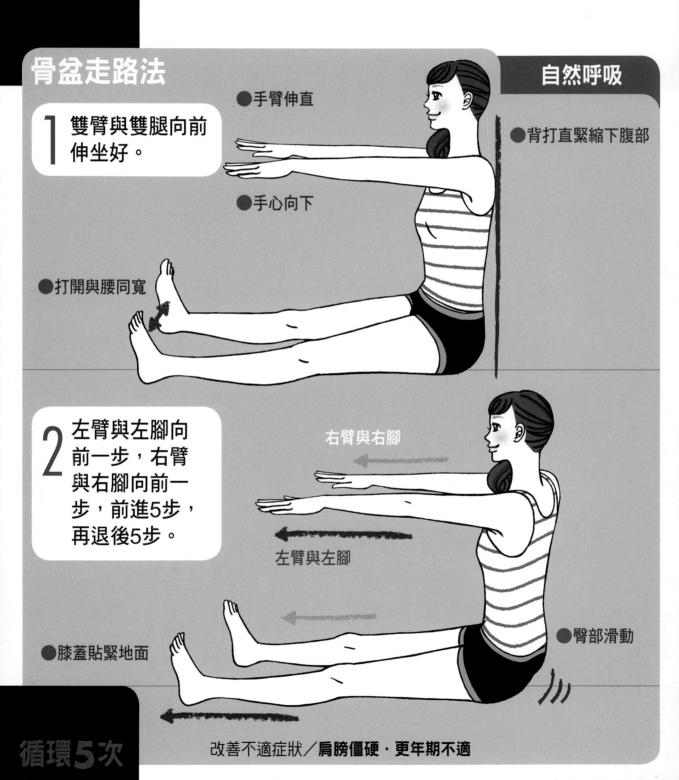

骨盆走路法

自然呼吸

1 雙臂與雙腿向前伸坐好。

- 手臂伸直
- 手心向下
- 打開與腰同寬
- 背打直緊縮下腹部

2 左臂與左腳向前一步，右臂與右腳向前一步，前進5步，再退後5步。

右臂與右腳

左臂與左腳

- 膝蓋貼緊地面
- 臀部滑動

循環5次

改善不適症狀／**肩膀僵硬・更年期不適**

雕塑迷你翹臀
緊實骨盆

骨盆下放體操

注意呼吸

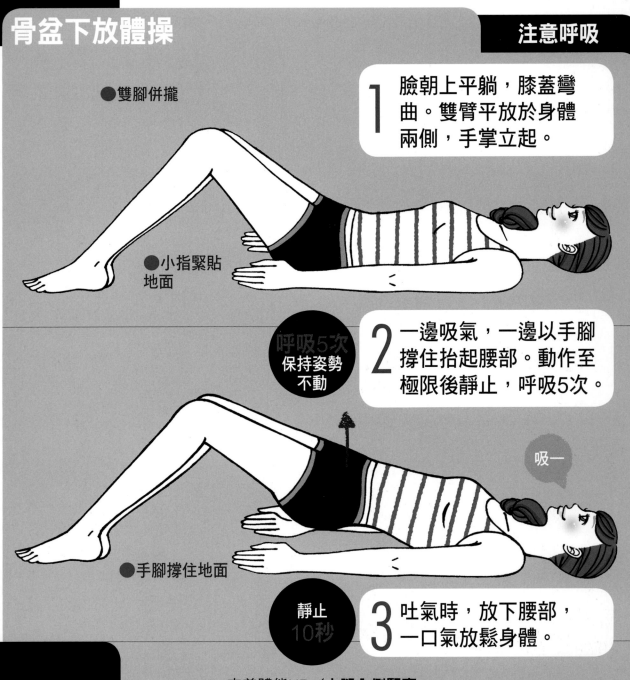

●雙腳併攏

●小指緊貼地面

1 臉朝上平躺，膝蓋彎曲。雙臂平放於身體兩側，手掌立起。

呼吸5次
保持姿勢不動

2 一邊吸氣，一邊以手腳撐住抬起腰部。動作至極限後靜止，呼吸5次。

吸一

●手腳撐住地面

靜止10秒

3 吐氣時，放下腰部，一口氣放鬆身體。

循環1次

完美體態UP／大腿內側緊實
改善不適症狀／腳踝痛・更年期不適・身體浮腫

背部贅肉OUT！

矯正骨盆歪斜 緊實臀部

逆橋型伸展操

自然呼吸

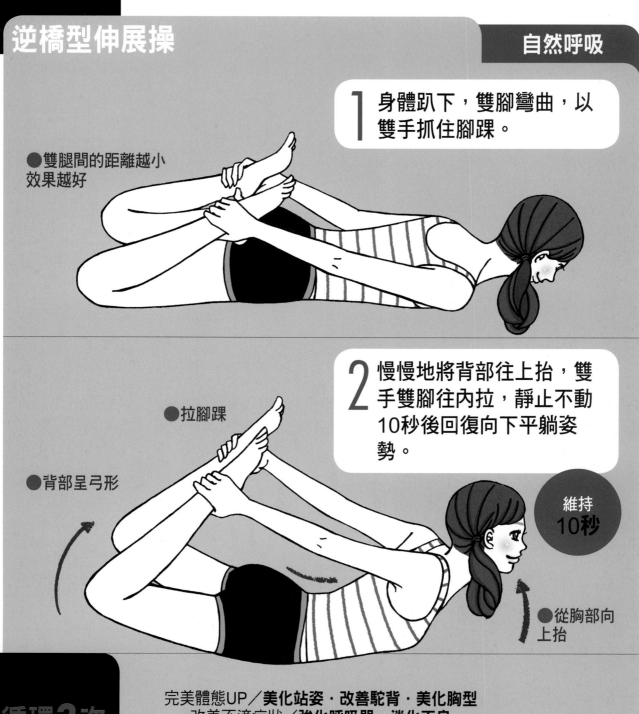

1 身體趴下，雙腳彎曲，以雙手抓住腳踝。

● 雙腿間的距離越小效果越好

2 慢慢地將背部往上抬，雙手雙腳往內拉，靜止不動10秒後回復向下平躺姿勢。

● 拉腳踝

● 背部呈弓形

維持 10秒

● 從胸部向上抬

循環3次

完美體態UP／美化站姿・改善駝背・美化胸型
改善不適症狀／強化呼吸器・消化不良

纖腰運動
矯正骨盆歪斜

骨盆滾輪伸展操

自然呼吸

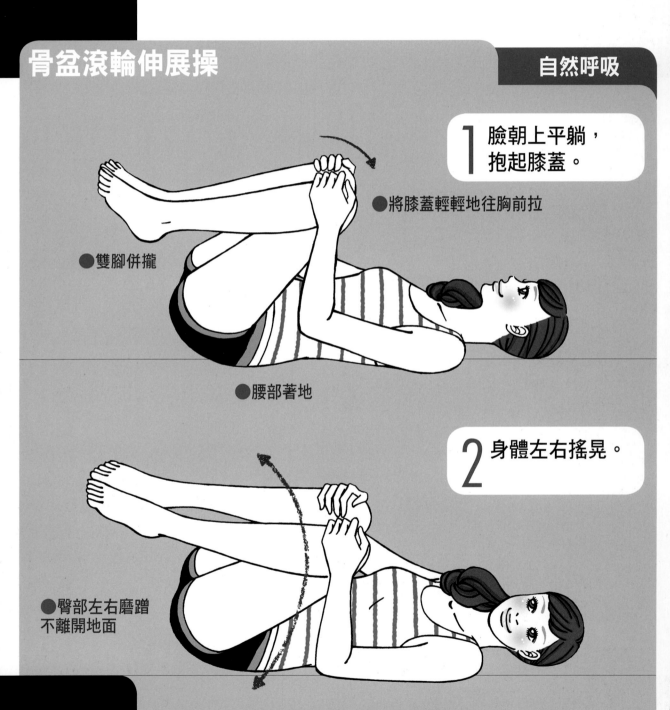

1 臉朝上平躺，抱起膝蓋。

●將膝蓋輕輕地往胸前拉

●雙腳併攏

●腰部著地

2 身體左右搖晃。

●臀部左右磨蹭不離開地面

循環 **15**次

完美體態UP／改善左右不同高的腰線
改善不適症狀／生理痛・頭痛・身體浮腫・腰痛

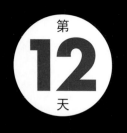

第 12 天

雕塑迷你翹臀
緊實大腿

彈踢骨盆體操

自然呼吸

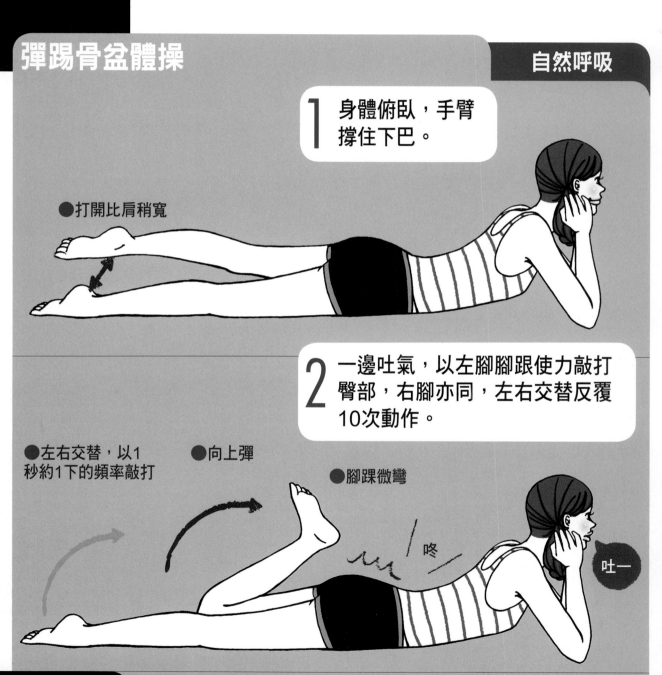

1 身體俯臥，手臂撐住下巴。

● 打開比肩稍寬

2 一邊吐氣，以左腳腳跟使力敲打臀部，右腳亦同，左右交替反覆10次動作。

● 左右交替，以1秒約1下的頻率敲打　　● 向上彈

● 腳踝微彎

咚

吐一

註：當腳跟碰不到臀部時，放下下巴，拉開雙腿的間距，若完全碰不到臀部，請盡力即可。

循環1次

改善不適症狀／**頭部疲累・手腳冰冷・失眠**

改善 橫向發展的大腿

增加骨盆活動靈活度

骨關節柔軟伸展操　　**自然呼吸**

1 臉朝上平躺，左膝彎曲，向身體右前方靠攏。

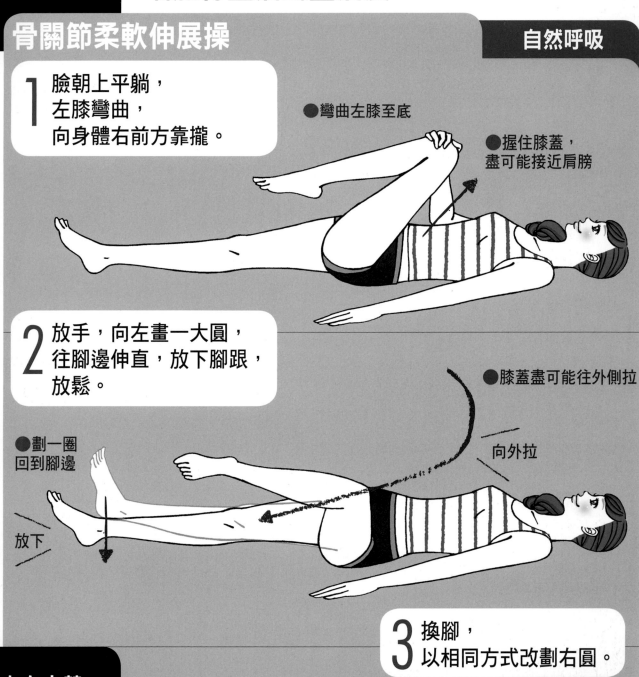

●彎曲左膝至底

●握住膝蓋，盡可能接近肩膀

2 放手，向左畫一大圓，往腳邊伸直，放下腳跟，放鬆。

●膝蓋盡可能往外側拉

向外拉

●劃一圈回到腳邊

放下

3 換腳，以相同方式改劃右圓。

左右交替 循環3次

改善不適症狀／**臀部痛・鼠蹊部疼痛・大腿內側痛**

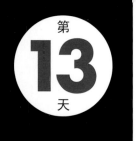

第13天

使浮腫的大腿變纖細

柔軟僵化的骨盆

扭轉核心伸展操

自然呼吸

1 臉朝上平躺，右手往頭上伸直。
右手與左腳向外打開約30度。

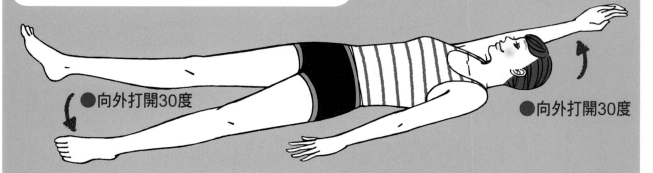

● 向外打開30度

● 向外打開30度

2 大口吸氣，一邊伸長右手及左腳，
向內側扭轉靜止3秒鐘。
一邊吐氣，放鬆手腳。
再以同樣的作法向外側伸展。

維持3秒

向外側扭轉

向內側扭轉

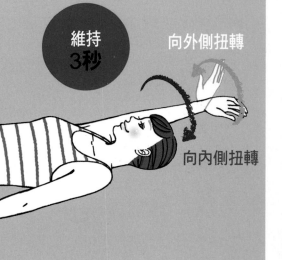

● 腳跟向外伸　　向內側扭轉

向外側扭轉

3 回到臉朝上平躺的姿勢，左手及
右腳也以相同方式進行。

左右交替循環3次

改善不適症狀／**肩膀僵硬・抑制過食・疲勞**

改善橫向發展的大腿

緊實骨盆

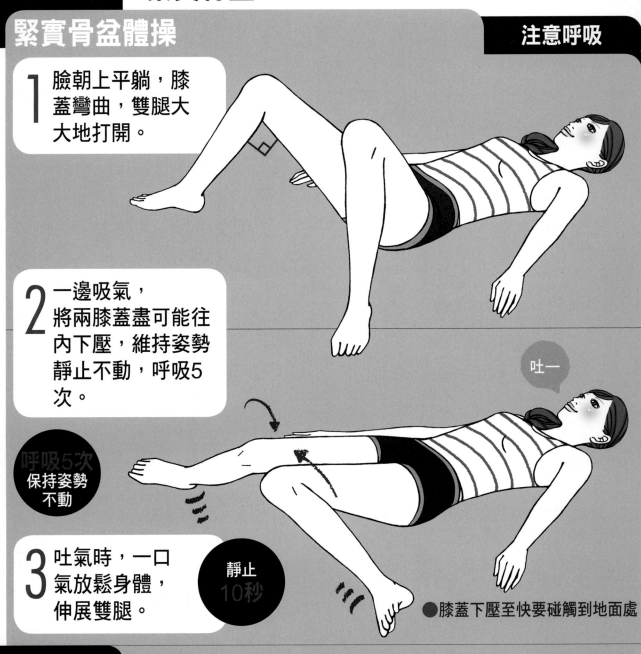

緊實骨盆體操

注意呼吸

1 臉朝上平躺,膝蓋彎曲,雙腿大大地打開。

2 一邊吸氣,將兩膝蓋盡可能往內下壓,維持姿勢靜止不動,呼吸5次。

呼吸5次
保持姿勢
不動

吐一

3 吐氣時,一口氣放鬆身體,伸展雙腿。

靜止
10秒

● 膝蓋下壓至快要碰觸到地面處

循環1次

改善不適症狀／股關節痛・鼠蹊部疼痛・漏尿・便秘

雕塑迷你翹臀
柔軟僵化的骨盆

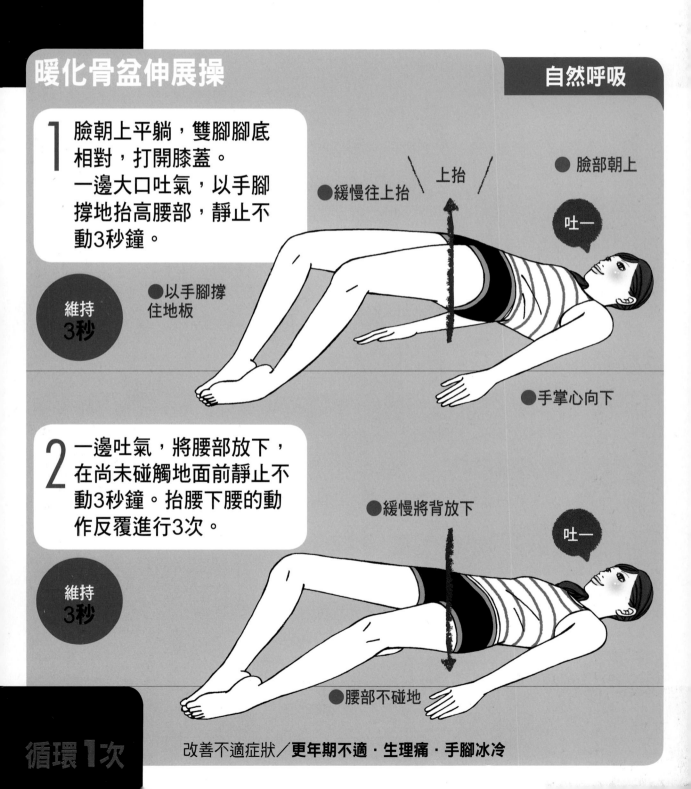

暖化骨盆伸展操 | **自然呼吸**

1 臉朝上平躺，雙腳腳底相對，打開膝蓋。
一邊大口吐氣，以手腳撐地抬高腰部，靜止不動3秒鐘。

● 緩慢往上抬　上抬　● 臉部朝上

吐一

維持 **3秒**

● 以手腳撐住地板

● 手掌心向下

2 一邊吐氣，將腰部放下，在尚未碰觸地面前靜止不動3秒鐘。抬腰下腰的動作反覆進行3次。

● 緩慢將背放下

吐一

維持 **3秒**

● 腰部不碰地

循環 **1**次

改善不適症狀／**更年期不適・生理痛・手腳冰冷**

使浮腫的大腿變纖細

矯正骨盆歪斜

旋轉骨盆伸展操

自然呼吸

1 臉朝上平躺，將雙臂及雙腿大大伸展開來。

2 右臂向左側、左腳自腰部向右側扭轉，靜止不動5秒鐘。

維持 **5秒**

● 視線朝向腳尖

● 臉朝右側

● 腳不可彎曲

● 左肩不可離開地面

3 到步驟1的姿勢，重覆以相同作法進行另一側的動作。

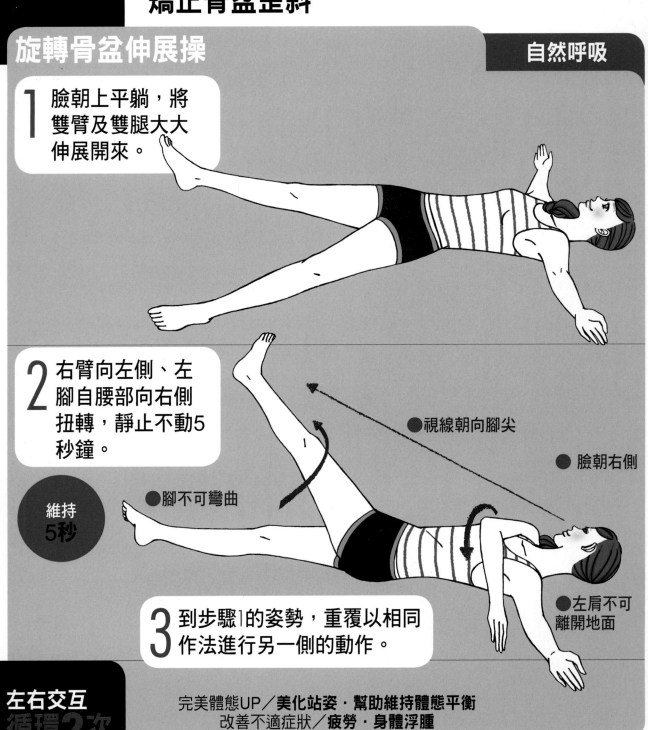

左右交互 循環2次

完美體態UP／美化站姿・幫助維持體態平衡
改善不適症狀／疲勞・身體浮腫

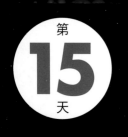

第15天

纖腰運動
柔軟僵硬的骨盆

開腿扭腰體操

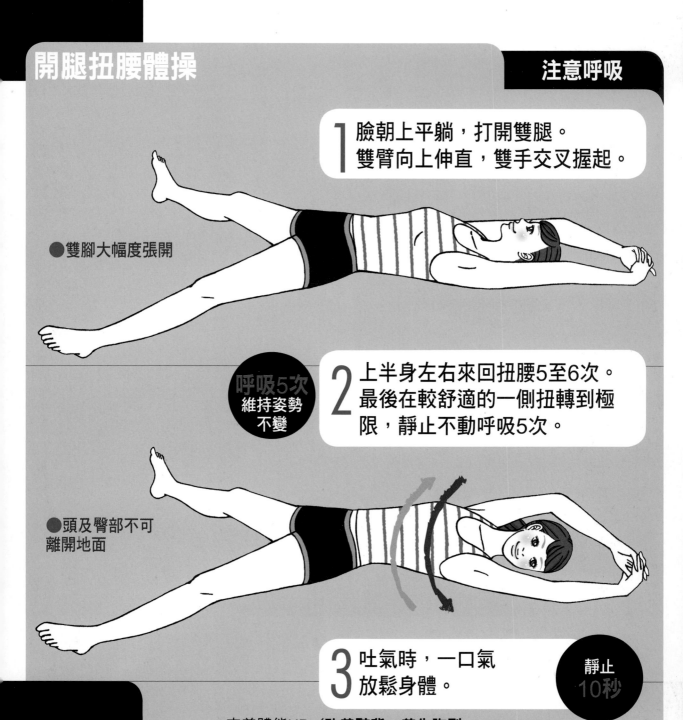

1 臉朝上平躺，打開雙腿。
雙臂向上伸直，雙手交叉握起。

●雙腳大幅度張開

呼吸5次
維持姿勢
不變

2 上半身左右來回扭腰5至6次。
最後在較舒適的一側扭轉到極
限，靜止不動呼吸5次。

●頭及臀部不可
離開地面

3 吐氣時，一口氣
放鬆身體。

靜止
10秒

循環1次

完美體態UP／改善駝背・美化胸型
改善不適症狀／低血壓・手腳冰冷

纖腰運動
矯正歪斜&鍛鍊骨盆

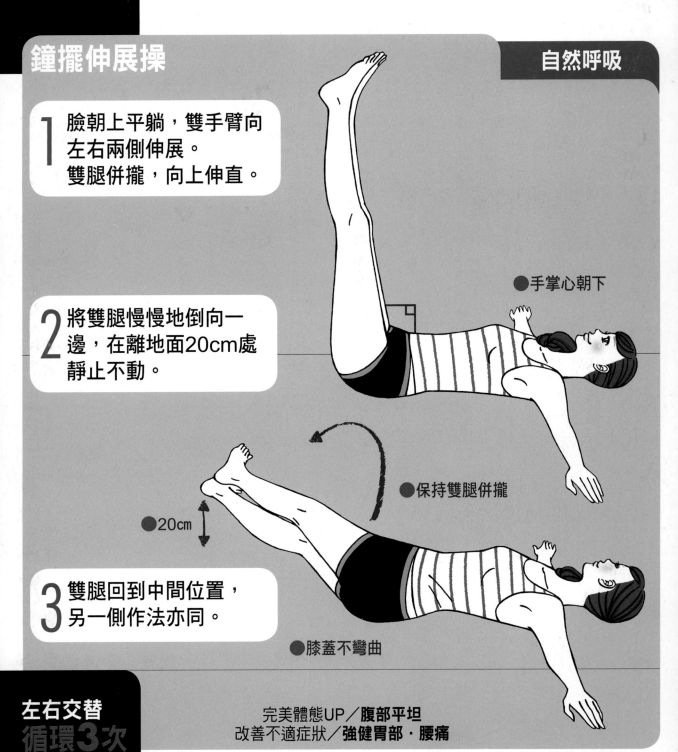

鐘擺伸展操

自然呼吸

1 臉朝上平躺，雙手臂向左右兩側伸展。雙腿併攏，向上伸直。

●手掌心朝下

2 將雙腿慢慢地倒向一邊，在離地面20cm處靜止不動。

●保持雙腿併攏

●20cm

3 雙腿回到中間位置，另一側作法亦同。

●膝蓋不彎曲

左右交替循環3次

完美體態UP／腹部平坦
改善不適症狀／強健胃部・腰痛